MIGLIORARE LA VOSTRA SALUTE FISICA ED EMOTIVA CON L'AROMATERAPIA

IMPARATE LA FUNZIONE DEGLI OLI ESSENZIALI PER LA CASA, SCOPRITE I GRANDI BENEFICI ANTISTRESS DELL'AROMATERAPIA

Jorge O. Chiesa

Indice dei contenuti

Introduzione: Aromaterapia

Probabilmente avete sentito il termine Aromaterapia e vi siete chiesti cosa significhi esattamente quella divertente parola "aromaterapia". E 'l'uso di oli vegetali nella loro forma più essenziale per promuovere il benessere mentale e fisico. L'uso della parola "aroma" implica il processo di inalazione degli odori di questi oli nei polmoni a scopo terapeutico.

Se avete mai usato un massaggio a vapore per tossire, allora avete provato l'aromaterapia, anche se non nella sua forma più pura. Infatti, probabilmente avete usato l'aromaterapia su voi stessi e la vostra famiglia per molti anni senza rendersene conto attraverso sfregamenti a vapore o vaporizzatori elettrici.

Vicks o altre marche di vapore strofinare a vapore utilizzare eucalipto o mentolo per pulire i seni e nasi farciti. Immaginate se avete usato l'olio essenziale di eucalipto non diluito, come si sentirebbero i polmoni.

Il termine aromaterapia è generalmente nuovo, cominciando ad essere usato nel XX secolo, ma la pratica esiste da migliaia di anni. Si ritiene che i cinesi siano stati una delle prime culture ad utilizzare gli odori delle piante per promuovere la salute attraverso la combustione dell'incenso. Gli antichi Egizi usavano olio di cedro distillato mescolato con chiodi di garofano, cannella, noce moscata e mirra per imbalsamare il defunto. Gli egiziani usavano anche gli oli per profumare uomini e donne.

Nel XIV secolo, quando la peste bubbonica colpì migliaia di persone, gli aromi furono usati per proteggere da questa malattia mortale. Si sostiene addirittura che la popolare canzone per bambini "Ring Around the Roses" si riferisce all'aromaterapia. Le linee, "una tasca piena di mazzi di fiori", si riferiscono presumibilmente a tenere il fiore in tasca della persona nel tentativo di tenere lontano la malattia.

Avanzando attraverso i secoli successivi è cresciuta una crescita nei libri sull'uso degli oli nella guarigione.

L'alchimista greco Paracelso utilizzò il termine "essenza" e concentrò il suo studio sull'uso delle piante per scopi curativi.

Mentre l'uso di oli essenziali per la profumeria ha continuato a crescere nel corso dei secoli, il loro uso per scopi medicinali è diminuito leggermente fino al 1928 circa.

Fu allora che un chimico francese di nome Rene-Maurice Gattefosse scoprì accidentalmente l'uso dell'olio essenziale di lavanda per guarire le ferite.

Si dice che si è bruciato l'avambraccio e l'ha posto di riflesso nel liquido più vicino che ha visto, che era l'olio essenziale di lavanda. Fu sorpreso di scoprire che l'ustione guarì rapidamente e non lasciò cicatrici. Fu allora che cominciò ad usare il termine aromaterapia e scrisse dei poteri degli oli essenziali.

Oggi, molte persone stanno cercando di tornare alla natura. La gente ha visto in prima persona gli effetti pericolosi delle sostanze chimiche sintetiche e delle droghe lavorate.

L'uso di tutti gli oli essenziali naturali per scopi medicinali, cosmetici e terapeutici continua a crescere. Molte persone hanno scoperto che i risultati dell'uso dell'aromaterapia sono molto maggiori di quelli dei farmaci prodotti dall'uomo e con molti meno effetti collaterali negativi.

L'aromaterapia può essere utilizzata da sola o in combinazione con trattamenti medici tipici. Ad esempio, è possibile utilizzare l'aromaterapia per alleviare il dolore dopo un intervento chirurgico. Si ottiene ancora il beneficio dell'intervento chirurgico, ma non è necessario prendere i potenti e spesso pericolosi farmaci per il dolore che un medico prescrive.

La sicurezza degli oli essenziali

Gli oli essenziali utilizzati in aromaterapia non sono sempre facili da trovare. La Food and Drug Administration non regola gli oli essenziali, quindi voi, il consumatore, dovrete leggere attentamente gli ingredienti di ogni olio che acquistate per essere sicuri che sia nella sua forma più pura.

Per ottenere il massimo beneficio dall'aromaterapia, gli oli devono essere utilizzati nella loro forma più pura.

> ➢ **Trovare i migliori oli essenziali**

Cerca di evitare gli oli sintetici. Gli oli essenziali sono l'unico modo per ottenere un beneficio terapeutico dall'aromaterapia. Molti tipi diversi di olio non saranno economici e non possono essere valutati nello stesso modo in cui è variato il processo di distillazione.

L'esposizione alla luce riduce la capacità di un olio essenziale di funzionare, quindi acquistare solo oli che vengono venduti in bottiglie scure.

Il termine "olio" è spesso un termine improprio, poiché molti di essi non sono affatto oleosi. Per verificare come viene distillato un olio, provate a gettarlo su un pezzo di carta per vedere se si scioglie rapidamente e non lascia una macchia d'olio.

Se avete un negozio di salute nella vostra zona, comprate lì invece di una profumeria. E' piu' probabile che abbiano veri oli essenziali in vendita.

➢ *Uso di oli essenziali*

Gli oli essenziali sono molto potenti quando non sono diluiti. Per renderli sicuri, è necessario diluirli con un olio base. Chiedete al vostro negozio di salute locale quali oli da trasporto sono disponibili, dato che ce ne sono molti tra cui scegliere.

Seguire attentamente le istruzioni per la produzione di qualsiasi composto di olio essenziale. Se una ricetta dice una goccia, usare solo una goccia. Chiunque abbia un'allergia alle noci dovrebbe anche evitare gli oli di trasporto derivati dalle noci.

Gli oli devono essere conservati fuori dalla portata dei bambini. In caso di ingestione accidentale, contattare immediatamente Poison Control. Le donne incinte dovrebbero consultare il proprio medico prima di partecipare a qualsiasi tipo di aromaterapia.

Se si prevede di utilizzare l'aromaterapia in neonati o anziani, si consiglia di utilizzare piccole quantità di olio nella prescrizione. Consultare il proprio medico per assicurarsi che sia sicuro per una particolare fascia d'età.

Alcuni oli possono essere tossici se

ingeriti anche in piccole quantità. In generale, a meno che non sia specificato per uso orale, gli oli essenziali non devono essere ingeriti.

Gli oli essenziali conservati in un luogo fresco, asciutto e ben coperto, durano da sei a dodici mesi. E' importante mantenere il minor ossigeno possibile a contatto con gli oli, per cui è importante conservarli in bottiglie piene, riducendo le dimensioni della bottiglia secondo le necessità.

Gli oli essenziali non devono mai essere applicati sulla pelle nella loro forma pura. Possono irritare rapidamente la vostra pelle e causare una reazione a catena che vi renderà sensibili a quell'olio per tutta la vita.

Le persone con asma, epilessia o altre gravi malattie dovrebbero consultare il proprio medico prima di utilizzare l'aromaterapia.

Per evitare una reazione allergica,

mettere una piccola quantità di olio diluito su un cerotto di pelle. Coprire la macchia con una benda e attendere un giorno intero per vedere se si verifica un'irritazione. Questo può prevenire una potenziale grande reazione allergica agli oli essenziali. Gli oli essenziali devono essere tenuti al riparo da fiamme libere o rischi di incendio, poiché sono tutti infiammabili. Non utilizzare mai nessun tipo di olio vicino agli occhi. Lavare accuratamente le mani dopo aver manipolato gli oli essenziali per evitare il contatto con gli occhi o la bocca.

Oli essenziali pericolosi

Alcuni oli essenziali sono molto pericolosi. Questi oli non dovrebbero essere venduti affatto, ma possono essere acquistati via Internet o in negozi con una reputazione inferiore.

Altri possono essere sicuri in alcuni casi, ma possono essere molto pericolosi se utilizzati in determinate circostanze. Prima di prendere un piano di aromaterapia, prendetevi il tempo di capire quali oli sono sicuri. Tenete presente che il fatto che qualcosa è totalmente naturale non significa necessariamente che non è pericoloso per la vostra salute.

❖ Rosmarino, salvia comune, issopo e timo non dovrebbero mai essere utilizzati se si ha la pressione alta.

❖ Finocchio dolce, issopo, salvia e rosmarino dovrebbero essere evitati in caso di epilessia.

❖ I diabetici non dovrebbero usare l'angelica.

❖ Chi soffre di ipoglicemia dovrebbe stare lontano dal geranio.

❖ Le persone con problemi renali devono fare attenzione se usano ginepro, sandalo o coriandolo.

❖ Le future mamme dovrebbero soprattutto evitare ginepro, issopo, salvia, menta, limone, finocchio, verbena, rosmarino e gaulteria.

❖ La salvia clorurata non deve essere usata mentre beve, in quanto intensifica gli effetti dell'alcol e lo fa agire come un narcotico.

❖ La camomilla e la maggiorana non devono essere usate durante la guida perché causano sonnolenza.

❖ Alcuni oli possono causare allergie, come citronella, salvia, ylang ylang ylang, e oli di verbena.

❖ Gli oli ritenuti cancerogeni sono calamari e sassoframmi, dovrebbero essere evitati da tutti.

❖ Il salicilato di metile è il principio attivo dell'aspirina e dell'olio essenziale di betulla dolce. Se si utilizza l'aspirina per scopi medicinali, si dovrebbe evitare a causa del rischio di sovradosaggio. Dovrebbe anche essere tenuto lontano dai bambini, perché ha un odore dolce ed è altrettanto pericoloso per loro.

Mentre l'elenco di cui sopra sono oli che possono essere pericolosi in determinate situazioni, ci sono altri oli che non dovrebbero essere utilizzati in aromaterapia a tutti. Questi oli possono essere caustici se inalati e dovrebbero essere evitati a tutti i costi. Questo non è un elenco completo, si dovrebbe indagare qualsiasi olio che si prevede di utilizzare prima di acquistarlo.

Oli da non utilizzare in

aromaterapia

- **Mandorla** - Contiene cianuro che anche in piccole quantità può essere letale.
- **Anice** - Irritante per la pelle.
- **Arnica** - Può causare vertigini e irregolarità cardiache
- **Bergamotto** - Se esposto alla luce del sole, possono verificarsi gravi scottature fototossiche.
- **Boldo Leaf** - Produce convulsioni anche in piccole quantità.
- **Calamus** - Ha proprietà cancerogene (che causano il cancro) e può causare danni ai reni e al fegato.
- **Canfora** - L'ingestione orale può essere tossica.
- **Cassia** - Irritante per la pelle e le mucose.
- **Corteccia di cannella** - Irritante per la pelle.
- **Costo** - Irritante per la pelle.

- **Elecampane** - Classificato come gravemente irritante per la pelle.
- **Finocchio** - Può causare episodi epilettici.
- **Rafano** - Irritante per occhi, pelle, naso e mucose.
- **Jaborandi Leaf** - Tossina orale, irritante per la pelle.
- **Senape** - Irritante per la pelle e le mucose.
- **Origanum** - Irritante per la pelle e le mucose
- **Pino nano** - Irritante per la pelle.
- **Sassofrasso brasiliano** - Proibito dalla FDA come cancerogeno e può essere tossico anche in piccole quantità.
- **Savin** - Irritante per la pelle.
- **Southernwood** - Tossico per la pelle e se assunto per via orale.
- **Tansy** - Può causare convulsioni, vomito, emorragia

uterina e morte per insufficienza d'organo o respiratoria.

- **Cedarea di Cedro Thuja**
- **Thuja Plicata** - Potrebbe essere una neurotossina.
- **Wintergreen** - Può essere irritante per la pelle, specialmente per quelli con sensibilità all'aspirina. Il petrolio stesso è velenoso.
- **Semi di verme** - Tossico per il fegato e i reni, sopprime la funzione cardiaca.
- **Wormwood - Il** consumo può causare allucinazioni visive e uditive e dipendenza. Può anche causare convulsioni ed essere una neurotossina.

Ci sono alcuni oli essenziali che sono altamente tossici e non dovrebbero mai essere usati in nessuna circostanza.

Oli essenziali da evitare completamente

- Mugwart

- Pennyroyal
- Via
- Salvia

Come iniziare con l'aromaterapia?

Se state iniziando il vostro viaggio con oli essenziali e aromaterapia ci sono alcuni oli che vi aiuteranno a iniziare. Questi sono alcuni degli oli essenziali più facili da trovare e versatili. Non sono utilizzati solo a scopo terapeutico, ma possono essere utilizzati anche in molte altre applicazioni.

Alcuni di questi includono la produzione di prodotti naturali per la pulizia e il giardinaggio. Oltre agli oli, è necessario un modo per farli entrare nei polmoni. Un diffusore di aromi è un buon modo per farlo.

Un diffusore di profumo mette rapidamente gli oli essenziali nell'aria e li diffonde in tutta la stanza, permettendo di ottenere la terapia semplicemente rilassandosi e respirando profondamente.

Sono disponibili in tutte le forme e stili diversi in modo da poterne acquistare uno che si abbina all'arredamento di ogni stanza della vostra casa.

Alcuni funzionano con l'uso di una fiamma aperta, mentre altri funzionano con l'elettricità. È anche possibile ottenere i diffusori aromaterapia che funzionano in auto.

> ### *Lavanda*

La lavanda è un olio essenziale non tossico e non irritante. Si estrae per distillazione a vapore dalle punte di fioritura della pianta di lavanda. La lavanda è stato a lungo un rimedio popolare usato per lenire i disturbi di stomaco. La lavanda ha proprietà calmanti e rivitalizzanti.

L'olio di lavanda deve essere di colore da chiaro a giallo pallido in odore dolce con sfumature floreali e legnose. Si sposa bene con altri oli essenziali floreali e di agrumi.

Come aromaterapia ha una varietà di benefici per la salute. Il suo aroma piacevole e calmante lo rende utile nel trattamento di nervi e mal di testa, ansia, depressione e stress emotivo. Aumenta anche la resistenza mentale e calma l'esaurimento.

L'olio essenziale di lavanda è spesso raccomandato per trattare l'insonnia, in quanto il suo odore può indurre il sonno. Il massaggio con olio di lavanda può rimediare a tutti i tipi di dolore e disagio, anche quando è profondo nelle articolazioni.

La forma di vapore dell'olio di lavanda è usata per trattare tutti i tipi di problemi respiratori, inclusi raffreddore, influenza, congestione toracica, pertosse, congestione del seno e asma. La lavanda è stata usata per promuovere una buona circolazione sanguigna e stimolare la produzione di fluidi gastrici per il trattamento delle malattie dello stomaco.

➢ *Albero del tè*

L'olio essenziale dell'albero del tè è anche un prodotto non tossico e non irritante, ma può causare sensibilizzazione in alcune persone. Questo olio viene estratto per distillazione a vapore dalle foglie e dai ramoscelli dell'albero del tè.

L'albero del tè è stato a lungo utilizzato dagli aborigeni in Australia e prende il nome dal suo uso come tisana. L'olio deve essere di colore giallo pallido, verde o bianco acqua. Il Tea Tree si sposa bene con lavanda, salvia, rosmarino e molti oli di spezie.

L'olio dell'albero del tè è noto per essere antibatterico, antimicrobico, antisettico e antivirale. In breve, può quasi essere definita una cura per tutto perché ha molte proprietà di protezione contro le malattie e i germi. In Australia si trova in quasi tutte le case a causa di queste proprietà.

L'olio dell'albero del tè può essere usato

come antibatterico per curare tutti i tipi di infezioni batteriche, compreso il trattamento delle ferite. Come aromaterapia può essere usato per trattare tosse, raffreddore, congestione e bronchite. Può anche tenere a bada le infezioni fungine e persino curare la dermatite e il piede dell'atleta. L'albero del tè può essere utilizzato come stimolante degli ormoni e della circolazione e per stimolare il sistema immunitario. L'olio dell'albero del tè può aiutare ad eliminare le tossine aprendo i pori e promuovendo la sudorazione che rimuove l'acido urico e l'eccesso di sale e acqua dal corpo.

Altri oli essenziali.....

➢ *Menta*

L'olio essenziale di menta piperita non è tossico e quando diluito non è irritante. Può causare irritazioni cutanee a causa delle proprietà del mentolo in esso contenute e deve essere usato con parsimonia.

L'uso della menta piperita è stato visto nelle tombe egiziane fin dal 1000 a.C. Ha anche una storia di utilizzo in Cina e Giappone fin dai primi tempi per trattare tutti i tipi di anomalie di salute.

L'olio essenziale di menta piperita deve essere di colore giallo pallido o verdastro. Ha un forte aroma di menta. La menta piperita funziona bene con altri aromi di menta piperita come l'eucalipto, così come il rosmarino e la lavanda.

La menta piperita è stata studiata nella comunità scientifica e i suoi benefici per la salute sono stati dimostrati. Per questo motivo, l'olio di menta piperita è disponibile sotto forma di compresse. Contiene molti minerali e sostanze nutritive come ferro, magnesio, calcio, acidi grassi omega-3 e vitamine A e C.

La menta piperita è un ottimo rimedio per i problemi respiratori ed è ampiamente usato come espettorante per eliminare la congestione nasale e respiratoria. Come aromaterapia può essere usato per trattare nausea, mal di testa, depressione e stress. E 'noto anche per il trattamento della sindrome dell'intestino irritabile. Come prodotto per la cura della pelle, l'olio di menta piperita può migliorare la pelle grassa e riempire la pelle opaca.

> ### *Camomilla*

La camomilla è un prodotto non tossico e non irritante. Si estrae per distillazione a vapore dalla pianta di camomilla in fiore. La camomilla viene utilizzata da oltre 2000 anni in Europa per scopi medicinali. L'olio dovrebbe essere di un blu pallido che diventa giallo con l'invecchiamento. Avrà un odore caldo, fruttato e dolce. La camomilla si mescola bene con lavanda e geranio, salvia e gelsomino.

La camomilla è ben nota per le sue proprietà calmanti. Tanto che può essere utilizzato in aromaterapia per il trattamento di disturbi nervosi, mal di testa ed emicrania. Viene anche usato per lenire le allergie e l'asma. Molte donne lo usano per trattare la sindrome premestruale o per alleviare la dentizione o le coliche del bambino.

> ### *Eucalipto*

L'eucalipto è relativamente nuovo per la famiglia dell'aromaterapia, in quanto è stato utilizzato solo per secoli. Non è irritante, ma può essere estremamente tossico se ingerito.

E 'incolore come un olio essenziale, ma ha un profumo di pino distinto. L'olio essenziale proviene dalle foglie dell'albero sempreverde di eucalipto, originario dell'Australia.

Come aromaterapia è usato per trattare problemi respiratori come sinusite, congestione nasale, mal di gola, naso che cola, tosse, raffreddore e bronchite. E 'in grado di trattare tutti questi disturbi perché è antibatterico, antimicotico e decongestionante naturale.

L'eucalipto ha anche un aroma fresco e rinfrescante che lo rende ideale per il trattamento di esaurimento e disturbi mentali.

L'eucalipto può essere utilizzato anche in casa come deodorante, nella produzione di saponi naturali, nelle saune per le sue proprietà antisettiche, e anche nel collutorio o nel dentifricio.

➢ *Geranio*

Il geranio ha molte proprietà curative, ma può causare una certa sensibilizzazione e influenzare le secrezioni ormonali, quindi non dovrebbe essere usato dalle donne in gravidanza. L'olio di geranio si mescola bene con citronella, lavanda, arancia, limone e gelsomino.

Se usato in aromaterapia, l'olio di geranio è un grande astringente. Promuove lo stiramento muscolare per evitare che la pelle si allenti.

Ha proprietà antibatteriche e antimicrobiche per aiutare a prevenire infezioni di vario tipo.

L'olio essenziale è anche noto per essere un citofiloquio, il che significa che stimola la crescita cellulare. Può anche essere usato per trattare molti disturbi mentali come depressione, ansia, rabbia e sindrome premestruale.

➢ *Il rosmarino*

Anche se il rosmarino è considerato non tossico e non irritante quando diluito, dovrebbe essere evitato da epilettici, donne in gravidanza, e quelli con pressione alta.

Le punte floreali della pianta di rosmarino passano attraverso un processo di distillazione a vapore per formare l'olio essenziale. Dovrebbe essere un liquido chiaro o giallo pallido con un forte odore di menta di erbe. Il rosmarino è una delle prime piante utilizzate sia per l'alimentazione che per la medicina. Nel Medioevo veniva usato per proteggere dalla peste e per espellere gli spiriti maligni.

Se usato in aromaterapia, l'olio di rosmarino può aiutare ad aumentare la resistenza mentale e l'attività cerebrale. Può anche curare la depressione, lo stress mentale e la dimenticanza. Quando inspirate il rosmarino vi sentirete immediatamente sollevati, il che lo rende eccellente per alleviare la fatica. Può anche pulire le vie respiratorie e alleviare il mal di gola, il raffreddore e la tosse.

Intorno alla vostra casa, il rosmarino può essere usato come deodorante e olio da bagno.

➤ *Timo*

L'olio essenziale di timo viene estratto per distillazione a vapore da foglie e fiori freschi o parzialmente essiccati della pianta del timo. L'olio deve essere rosso, marrone o arancione. Ha un odore speziato e piccante. Il timo è stata una delle prime piante utilizzate nei trattamenti erboristici occidentali, soprattutto per problemi respiratori e digestivi.

Il timo è antibatterico, se usato nella sua forma aromatica può prevenire la crescita di batteri all'interno e all'esterno del corpo. E 'in grado di curare le infezioni polmonari, laringee e faringee senza compromettere il resto dei vostri organi, come i farmaci per la tosse su prescrizione medica. Il timo è anche noto per stimolare la memoria e trattare la depressione.

L'olio essenziale di timo è usato come insetticida sia a casa che nel corpo. Può anche aiutare a trattare l'alito cattivo e l'odore del corpo.

➤ *Il limone*

L'olio essenziale di limone non è tossico, ma può causare irritazione cutanea, quindi deve essere usato con parsimonia. L'olio di limone è fototossico, quindi l'esposizione ai raggi solari è sconsigliata. In Spagna, il limone è conosciuto come una cura che viene utilizzata per tutto, dalla febbre all'artrite.

L'olio avrà un colore giallo-verdastro chiaro che, con l'invecchiamento, diventa marrone. Ha un leggero profumo di agrumi e si sposa bene con finocchio, lavanda, sandalo e camomilla.

Il limone è molto popolare in cucina e per il suo aroma fresco. Come aromaterapia può aiutare ad alleviare lo stress, l'ansia e la fatica.

Il profumo di limone aiuta ad aumentare la concentrazione e la vigilanza e fornisce un senso generale positivo a chi lo inala. Il limone è stato utilizzato anche nel trattamento di tosse e raffreddore e nel trattamento dell'asma.

L'elevata quantità di vitamine contenute nell'olio di limone ne fanno una spinta al sistema immunitario. Può anche migliorare la circolazione e stimolare i globuli bianchi, aiutando ulteriormente la capacità di combattere le malattie. Il limone è stato utilizzato anche come aiuto nella perdita di peso.

Come detergente domestico, il limone può essere usato su superfici metalliche come i coltelli per disinfettarle. Può essere utilizzato anche in saponi e detergenti per il viso in quanto ha proprietà antisettiche.

> ***Chiodi di garofano***

L'olio di chiodi di garofano deve essere usato con estrema cura. Può causare irritazione delle mucose e gravi irritazioni cutanee. Come tale, dovrebbe essere usato solo con moderazione e ben diluito.

I germogli, le foglie, gli steli e gli steli della pianta del chiodo di garofano sono distillati con acqua per estrarre l'olio essenziale. Dovrebbe avere un colore giallo pallido con un aroma speziato.

Il chiodo di garofano si mescola bene con salvia, pepe giamaicano, lavanda e rosa. I chiodi di garofano sono stati usati in tutto il mondo per secoli. Può essere utilizzato sia per condire gli alimenti che per i benefici medicinali. I chiodi di garofano contengono molti minerali tra cui calcio, ferro, potassio e vitamine A e C.

Il chiodo di garofano ha molti benefici per la salute, in particolare sotto forma di cure dentali. Ha proprietà germicide che aiutano ad alleviare il mal di denti, le piaghe gengivali e le afte. Può anche aiutare ad alleviare il mal di gola.

Il chiodo è un afrodisiaco che lo rende un grande alleviatore di stress quando viene utilizzato come aromaterapia. Può anche avere un effetto stimolante e contribuire ad alleviare la fatica. I chiodi di garofano possono anche essere usati per trattare mal di testa, bronchite, asma, tosse e raffreddore. Le madri in attesa possono usare chiodi di garofano per alleviare la nausea e il vomito che spesso si verificano durante la gravidanza.

Le sigarette ai chiodi di garofano sono state a lungo un'alternativa popolare al tabacco tradizionale. Un tempo si pensava che l'aggiunta di chiodi di garofano potesse contrastare gli effetti negativi del fumo, che da allora si è rivelato falso. L'American Cancer Society sottolinea che non ci sono prove scientifiche che le unghie curano il cancro in alcun modo.

Le proprietà degli oli essenziali

Le proprietà degli oli essenziali sono ciò che li rende così benefici. Mentre la maggior parte di loro ha un buon odore, questo è solo un sottoprodotto del loro reale beneficio. Il termine olio essenziale può sembrare semplice, ma in realtà sono composti chimici complicati.

Gli ingredienti degli oli essenziali sono biologici perché consistono in una struttura di molecole. Questa struttura è costituita da atomi di carbonio e legata da atomi di idrogeno.

In alcuni oli essenziali possono essere presenti anche atomi di ossigeno, azoto e zolfo. Prendendo dimestichezza con la composizione chimica degli oli essenziali, si può capire come essi possano giovare alla salute. A sua volta, sarete anche in grado di capire perché alcuni oli sono pericolosi.

Principali prodotti chimici contenuti negli oli essenziali

✓ Monoterpeni con proprietà antisettiche e curative.

✓ Le sesquiterpeni sono antinfiammatorie e antinfiammatorie, hanno anche qualità calmanti.

✓ I fenoli sono uno stimolante e sono utilizzati al meglio in piccole quantità.

✓ Gli alcol sono antisettici, antibatterici, antibatterici, antibiotici e antimicotici. Stimolano anche il sistema immunitario.

✓ Gli eteri sono antibatterici, antispasmodici e antinfiammatori.

✓ I chetoni hanno proprietà rilassanti e sedative. Sono anche un anticoagulante e possono stimolare il sistema immunitario.

✓ Le aldeidi possono essere utilizzate anche come

antinfiammatori e per calmare i
nervi.

✓ Le cumarine sono
anticoagulanti e anticoagulanti.
Possono essere utilizzati anche
come sedativi.

Combinazioni

Ricordate che gli oli essenziali sono molto forti, quindi seguite ogni ricetta con molta attenzione. Meno è di più quando si trattano con oli essenziali.

> ## Miscele per diffusori

Per l'attenzione - 1 goccia di cipresso, 2 gocce di cedro, 2 gocce di limone, 1 goccia di pino.

Da riempire - 2 gocce di finocchio, 3 gocce di ginepro, 3 gocce di citronella.

Per lo stato di allerta - 2 gocce di eucalipto, 3 gocce di rosmarino, 3 gocce di mandarino.

Per la motivazione - 2 gocce di basilico, 4 gocce di bergamotto, 1 goccia di chiodi di garofano, 2 gocce di zenzero.

Per la lucidità - 2 gocce di alloro, 3

gocce di zenzero, 2 gocce di rosmarino.

Per Calma - 2 gocce di camomilla, 3 gocce di lavanda, 2 gocce di maggiorana.

Per l'armonia - 2 gocce di Benjuí, 2 gocce di Rosa, 3 gocce di Verbena.

Per la pace della mente - 4 gocce di bergamotto, 2 gocce di Salvia Claria, 3 gocce di cipresso.

Per calmare - 2 gocce di incenso, 3 gocce di Melissa, 2 gocce di Patchouli.

Per aumentare la socializzazione - 3 gocce di Litsea Cubeba, 3 gocce di Rosmarino.

Per rilassarsi - 3 gocce di lavanda, 1 goccia di sandalo.

Per la cucina - 1 goccia di basilico, 3 gocce di limone, 2 gocce di rosmarino.

Per il bagno - 1 goccia di basilico, 3 gocce di limone, 2 gocce di rosmarino.

Per la camera da letto - 2 gocce di

bergamotto, 3 gocce di gelsomino, 2 gocce di Ylang Ylang Ylang.

Per l'ufficio - 2 gocce di cumino, 3 gocce di incenso, 2 gocce di zenzero.

➢ **Ricette detergenti per la casa**

Aerosol deodorante per il bagno Aerosol

Riempire una bottiglia con 500 ml di acqua distillata e aggiungere i seguenti oli essenziali:

- ✓ 5 gocce di cannella - Olio essenziale di cannella
- ✓ 5 gocce di olio essenziale di eucalipto
- ✓ 5 gocce di olio essenziale di limone
- ✓ 5 gocce di olio essenziale di salvia
- ✓ 5 gocce di olio essenziale di timo
- ✓ 10 gocce di olio essenziale di bergamotto

✓ 10 gocce di olio essenziale di Citronella

✓ 10 gocce di olio essenziale di lavanda

✓ 10 gocce di olio essenziale dell'albero del tè

Agitare bene questa miscela prima di ogni utilizzo. Spruzza ogni giorno per mantenere il tuo bagno fresco e pulito.

Pulitore per lavanda e alberi del tè

✓ 1 cucchiaio di borace

✓ 2 cucchiai di aceto bianco

✓ 2 c. acqua calda

✓ 1/4 t. di olio essenziale di lavanda

✓ 3 gocce di olio essenziale dell'albero del tè

Mescolare tutti gli ingredienti e mescolare fino a quando gli ingredienti secchi si dissolvono. Versare in un flacone spray per la conservazione e l'uso a lungo termine. Spruzzare secondo necessità su qualsiasi superficie, ad eccezione del vetro. Strofinare e risciacquare con un panno pulito e umido.

Disinfettante spray

- ✓ 3 gocce di foglie di cannella
- ✓ 5 gocce di ago di pino
- ✓ 2 gocce di incenso
- ✓ 10 gocce di bergamotto
- ✓ 1/8 t. Concentrato solare
- ✓ 30 once di acqua

Combinare gli oli essenziali con Sunshine Concentrate e acqua in un flacone spray da 32 once. Spruzzare e asciugare la superficie. Disinfetta piani di lavoro, stufe e piastrelle.

Pulitore a microonde

- ✓ 1/4 tazza di bicarbonato di sodio
- ✓ 1 cucchiaino di aceto

✓ 6 gocce di limone - Olio essenziale di limone

Istruzioni per l'uso: Mescolare gli ingredienti per ottenere una pasta. Applicare all'interno del forno a microonde con una spugna. Sciacquare e lasciare la porta aperta ad asciugare per 15 minuti.

Lavare il piatto girevole in vetro a mano. Questa ricetta elimina gli odori dal cibo.

Detergente per pavimenti

✓ 1/4 tazza di aceto bianco per secchio d'acqua
✓ 10 gocce di olio di limone
✓ 4 gocce di olio di origano

Formula di base per la pulizia del legno

- ✓ 1/4 tazza di aceto bianco distillato
- ✓ 1/4 tazza di acqua
- ✓ 1/2 cucchiaino da tè di castiglia sapone liquido
- ✓ 5 gocce di jojoba o olio d'oliva

Mescolare gli ingredienti in una ciotola. Saturare una spugna e spremere l'eccesso. Lavare le superfici in legno stanche e sporche. L'odore dell'aceto si dissiperà presto. Asciugare con un panno morbido.

Esfoliante cremoso e delicato

- ✓ 2 tazze di bicarbonato di sodio
- ✓ ½ tazza di castilla sapone liquido
- ✓ 4 cucchiaini da tè di glicerina vegetale (agisce come conservante)

✓ 5 gocce di olio essenziale antibatterico come lavanda, tea tree o rosmarino.

Per lavori particolarmente difficili, cospargere prima con aceto, poi sedersi e continuare a strofinare.

Conclusione

L'uso di oli essenziali può essere benefico per la vostra salute. Questi prodotti nella loro forma naturale favoriscono il benessere generale di coloro che li utilizzano. Invece di utilizzare complicate sostanze chimiche prodotte dall'uomo, si utilizzano prodotti che la natura ha inteso.

Non solo puoi mantenere la tua salute, ma puoi anche proteggerti da malattie come il raffreddore e l'influenza semplicemente inalando bellissime fragranze in casa, in auto o in ufficio. L'uso di oli essenziali migliorerà la vostra salute e aumenterà il vostro livello energetico.

L'aromaterapia può anche alleviare la tensione e calmare i nervi. Utilizzando questi composti organici complessi si può sentirsi meglio e avere un aspetto migliore.

Oltre a migliorare la salute della testa e dei piedi, l'uso dell'aromaterapia permette di evitare l'uso di altri prodotti pericolosi. Quando si utilizzano le ricette della natura per combattere tutto, dal diabete alle malattie cardiache, si è liberi dagli effetti collaterali delle droghe sintetiche.

Se avete ancora bisogno di prescrizione medica, è possibile utilizzare l'aromaterapia in combinazione con loro. Assicuratevi di consultare il vostro medico prima di mescolare qualsiasi prodotto chimico o se siete incinta o se avete una condizione di salute continuativa.

Se state iniziando il vostro viaggio nel mondo dell'aromaterapia, il kit qui elencato è un ottimo modo per iniziare. Fornisce oli di uso comune che possono essere utilizzati in molte ricette.

Si dovrebbe prendere il tempo per familiarizzare con gli oli che possono essere pericolosi, soprattutto quando si tratta di problemi di salute o preoccupazioni. Ricordate che non ci sono due persone uguali, quindi ciò che non è irritante per un'altra persona può non essere irritante per voi. Semplici test possono aiutarvi a determinare se siete allergici a un olio.

Come un principiante nel campo dell'aromaterapia, si dovrebbe anche considerare le precauzioni di sicurezza e gli oli pericolosi. Alcuni venditori meno scrupolosi, soprattutto online, continueranno a vendere cose che non si dovrebbero usare in aromaterapia. Se vedete qualcosa che sembra sospettoso, fidatevi della vostra indagine ed evitatela.

Una volta sperimentati i benefici degli oli essenziali, vi chiederete come avete vissuto senza di loro. Presto la vostra casa sarà libera da prodotti chimici artificiali per pulire e trattare le malattie.

Non sottovalutare il potere di liberare la

vostra casa dall'odore di candeggina e forti detergenti domestici. Immaginate cosa fa al vostro sistema respiratorio per portare quegli odori ai polmoni. Ora pensa a come ci si sente a respirare aria fresca e sana. Questo è ciò che accade quando gli oli essenziali vengono utilizzati per mantenere la casa pulita. Tu e tutta la tua famiglia potete respirare più facilmente e sentirvi meglio. Tutto questo attraverso l'utilizzo di oli essenziali della natura attraverso l'aromaterapia.

L'aromaterapia è per te. Il vostro obiettivo è quello di beneficiare della vostra salute e del vostro benessere. Tutti gli strumenti di cui avete bisogno sono oli naturali di alta qualità, oli naturali e alcune ricette. La cosa più importante è sapere che non è necessario farsi male per mantenere il corpo e la casa liberi da germi, batteri ed energia negativa.

Costruire un kit per principianti e iniziare la guarigione con oli essenziali. Una volta fatto, il tuo unico lavoro e' quello di respirare.

Ora sì, vi auguro il meglio dei vostri risultati, e ricordate, tutto è pratico; la teoria senza azione non vi serve a nulla.

Un grande abbraccio, il tuo amico Jorge!

A proposito, quando a poco a poco raggiungi i tuoi risultati, ti consiglio vivamente, se vuoi imparare a migliorare la tua spiritualità personale ed emotiva, il mio libro, su "COME AUMENTARE LA TUA SPIRITUALITÀ EMOZIONALE E PERSONALE", è un libro che sono sicuro ti aiuterà molto nel tuo cammino di "crescita personale, emotiva e spirituale".

Senza ulteriori indugi, potete trovarlo nel motore di ricerca di Amazon, come: "Come aumentare la vostra spiritualità emotiva e personale" o cercando il mio nome, come: "Jorge O. Chiesa".... Ancora una volta vi auguro di avere successo nei vostri risultati!

www.ingramcontent.com/pod-product-compliance
Lightning Source LLC
Chambersburg PA
CBHW072120280526
45788CB00006B/2576